ÉTUDES ÉTIOLOGIQUES

SUR UNE

ÉPIDÉMIE LOCALE

DE FIÈVRE TYPHOÏDE

A 1,000 MÈTRES D'ALTITUDE

PAR

LE Dr G. ROUX

Ancien interne des hôpitaux de Lyon,
Licencié ès-sciences naturelles,
Chef de laboratoire de la Clinique médicale à la Faculté de médecine de Lyon,
Membre de la Société des Sciences médicales,
des Sociétés Linéenne et Botanique de Lyon.

————→›››✳‹‹‹←————

LYON

ASSOCIATION TYPOGRAPHIQUE

F. PLAN, RUE DE LA BARRE, 12.

———

1885

ÉTUDES ÉTIOLOGIQUES

ÉPIDÉMIE LOCALE

DE FIÈVRE TYPHOÏDE

A 1,000 MÈTRES D'ALTITUDE

PAR

Le Dʳ G. ROUX

Ancien interne des hôpitaux de Lyon,
Licencié ès-sciences naturelles,
Membre de la Société des Sciences médicales de Lyon.

————+>>✳<<+————

LYON

ASSOCIATION TYPOGRAPHIQUE

F. PLAN, RUE DE LA BARRE, 12.

——

1884

ÉTUDES ÉTIOLOGIQUES

SUR UNE

ÉPIDÉMIE LOCALE DE FIÈVRE TYPHOIDE

A 1,000 MÈTRES D'ALTITUDE

Les conditions étiologiques des maladies épidémiques ou contagieuses, difficiles à saisir et à fixer dans les grands centres d'agglomération humaine, où des causes d'erreur de toute sorte viennent à chaque instant dérouter le médecin, sont au contraire réduites, pour ainsi dire, à leur minimum de simplicité dans les petites villes, et plus encore dans les villages. Et lorsque, d'autre part, à une faible agglomération d'individus viennent s'ajouter des conditions spéciales de salubrité, telles que : haute altitude, pureté de l'atmosphère, prédominance de certains vents, propreté et aération des habitations, etc., on se trouve, par le fait de l'exclusion de la plupart des causes de contagion et d'infection, dans les meilleures conditions pour observer, suivre et découvrir la cause réelle, univoque d'une épidémie quelconque.

Le médecin est alors très exactement et tout naturellement placé dans les mêmes conditions qu'un physiologiste expérimentateur qui, recherchant le mode de fonctionnement d'un organe, a préalablement et par voie d'exclusion éliminé tous les phénomènes accessoires et secondaires qui pourraient lui en imposer, et se trouve en face d'une condition unique qui, seule, peut et doit être considérée comme essentielle et indispensable.

Les recherches poursuivies ces dernières années, dans le but d'arriver à la connaissance exacte des causes de la propagation de la dothiénentérie, semblent avoir eu pour résultat de prouver d'abord la nature réellement infectieuse de cette maladie, et en second lieu de démontrer le rôle considérable joué par les eaux potables.

Aux observations de Murchison et de Budd sont venues se joindre les relations d'épidémies locales qui ont permis à Lancereaux, dans un récent discours à l'Académie de médecine (janvier 1883), de soutenir la thèse de la propagation par l'eau comme principale voie d'infection dans la fièvre typhoïde, et, malgré les assertions contraires de Léon Collin, qui prône encore la théorie de l'encombrement, et les faits observés à Nancy par le docteur Ganzinotti, qui paraissent infirmer la théorie de l'étiologie fécale de cette maladie, la communication caractéristique de M. Dionis des Carrières à la Société médicale des hôpitaux (janvier 1880), sur l'épidémie d'Auxerre, nous paraît ne devoir laisser subsister aucun doute sur le rôle prépondérant des eaux de boissons.

Pour ce qui concerne Lyon, les rapports si lumineux de M. J. Teissier sur les maladies régnantes prouvent surabondamment l'action nocive des eaux potables, ainsi que la concordance de la recrudescence des épidémies de fièvre typhoïde avec les crûes du Rhône et la surélévation de niveau de la nappe d'eau souterraine, et cela contrairement aux idées émises par Pettenkofer.

Affirmer que c'est toujours par cette voie que se propage la maladie serait au moins prématuré dans l'état actuel de la science ; mais nier absolument, comme le font encore certains médecins, la possibilité de ce mode d'infection, revient à ne tenir aucun compte de faits scientifiquement et scrupuleusement observés.

J'ai pu, dans le dernier semestre de l'année 1883, suivre pas à pas, dans des conditions remarquables de simplicité, une épidémie de fièvre typhoïde, qui a sévi dans un village du canton d'Ardes (Puy-de-Dôme) situé environ à 1,000 mètres d'altitude, et, pendant sept mois, de juin à janvier, y est restée absolument et *exclusivement* confinée.

Il m'a paru intéressant de chercher l'origine de la maladie, son point de départ, sa filiation, et enfin d'arriver à déterminer la cause de sa persistance et de son manque complet d'extension. J'ai, dans cette enquête, fait tous mes efforts pour me mettre à l'abri de toutes les causes d'erreurs, et si le tableau que j'ai l'honneur de présenter à la Société des sciences médicales n'est pas aussi complet que je l'aurais désiré, il faut accuser les difficultés matérielles de toutes sortes qui, dans un pays de montagne, éloigné du chef-lieu de canton où je résidais, et malheureusement bien peu éclairé encore, paralysent la bonne volonté de l'observateur.

Pour plus de clarté dans l'exposition des faits qui suivent, j'ai divisé ce travail en trois parties : dans la première, j'indique, d'une façon sommaire, mais, je l'espère, suffisante, la topographie et la géologie du village contaminé que j'ai rendu plus compréhensibles encore par deux coupes mischématiques.

Quelques indications sur l'exposition, le climat, les vents régnants, l'hygiène générale des habitations et des habitants trouvent tout naturellement leur place dans ce paragraphe, et donnent une idée exacte du *milieu* dans lequel s'est développée la maladie.

La seconde partie est consacrée à la description de l'épidémie elle-même ; la manière dont elle a été importée, son développement, sa marche et ses allures y sont rapidement notés.

Un tableau résume enfin la morbidité et la mortalité qui en ont résulté.

Il est évident que dans les conditions où je me trouvais placé il était difficile de prendre et surtout de suivre des observations précises et détaillées ; à la campagne, en effet, et là surtout où les distances sont considérables, le médecin n'est appelé que lorsque la maladie présente un caractère de gravité extrême ; les visites aux malades sont toujours espacées et par conséquent insuffisantes pour bien observer. La thérapeutique s'en ressent nécessairement et c'est un élément dont il faut tenir compte dans l'appréciation d'une épidémie quelconque.

Je terminerai par quelques considérations qui ressortent fatalement des faits observés et de l'examen des conditions météorologiques. Elles serviront de conclusion à ce travail.

I

Le village de la Chapelle-Marcousse est le chef-lieu de la commune de ce nom ; il est situé à peu près à 1,000 mètres d'altitude et renferme 50 habitants répartis en 13 maisons. Ces dernières, bâties sur un petit ressaut que fait le flanc d'une montagne dont le point culminant est à 1,064 mètres, sont orientées en plein nord, et une immense baie étant ouverte à l'est du village, regardent aussi l'orient ; elles sont, au contraire, protégées au sud par le monticule auquel elles sont adossées, et à l'ouest par une série de plateaux qui en sont éloignés de 6 à 700 mètres. Pour résumer, la Chapelle-Marcousse est bien certainement de tous les villages du canton d'Ardes, et peut-être même du département du Puy-de-Dôme tout entier, un des mieux perchés, bien qu'abrité, et l'on pourrait à juste titre lui attribuer le nom de *Coup-d'air*, qui est si commun en Auvergne.

Si l'on avait à choisir quelque part un *sanitarium* dans nos montagnes, c'est assurément là qu'on le placerait, la splendide vue que l'on a sur la vallée de l'Allier, les montagnes d'Ambert, et jusqu'à la chaîne du Forez en faisant un des plus beaux observatoires panoramiques de ce pays accidenté. Voilà pour l'air, le milieu atmosphérique ; voyons maintenant la terre, le sol.

Comme la constitution de ce dernier a joué un rôle important dans la persistance de l'épidémie actuelle, il est nécessaire d'entrer à son sujet dans quelques détails de géologie élémentaire. Au point où s'élève le village de la Chapelle, deux sortes de roches sont superposées l'une à l'autre : l'une qui forme exclusivement le soubassement de la montagne appartient au terrain primitif, c'est le gneiss, sorte de granite feuilleté constitué surtout par des silicates et formant une masse dure plus ou moins fissurée, perméable à l'eau

par ces fissures, mais en somme relativement sèche et se prê-
tant peu à l'imbibition et nullement à la rétention de
l'eau.

La seconde roche placée au-dessus de la première, étendue
sur elle à la façon d'une nappe d'épaisseur variable, mais
toujours relativement minime (50 mètres au plus), est le
basalte, qui n'est autre qu'une lave ancienne, c'est-à-dire
une roche d'origine volcanique, très dense, très serrée, très
dure, mais aussi à cause de son origine (formes par retrait)
très fissurée et par suite facilement perméable.

Or, la croupe sur laquelle repose le village de la Chapelle
est à peu près au niveau de la ligne de jonction de ces deux
masses minérales. Loin d'être virtuelle, cette ligne de jonction est constituée par une couche peu épaisse d'éléments
décomposés, appartenant surtout au basalte, et transformés
en une sorte d'argile spéciale qui porte en minéralogie le
nom de *wacke* (1).

Cette couche étant étanche, il est facile de comprendre que
c'est à son niveau que se rassemblent les eaux d'infiltration,
qui donnent alors naissance, soit à des sources, soit à des
citernes. Lecoq avait déjà fait cette remarque dans ses *Époques géologiques de l'Auvergne*, que la plupart des villages
de cette contrée sont établis au point de jonction du gneiss
et du basalte, c'est-à-dire là où existe de l'eau potable.

Il en est ainsi pour la Chapelle ; mais, contrairement à
ce qui existe d'ordinaire, ici, la fontaine-citerne qui alimente
le village est placée en contre-bas de celui-ci, à son extrémité
nord, et sa position est telle, que fatalement elle se trouve
le premier réservoir des eaux répandues à la surface du sol
d'alentour, comme il est facile de s'en assurer en jetant un
coup d'œil sur la coupe n° 1. Et non seulement les eaux du
village, mais encore celles du cimetière, viennent à de cer-
taines époques contaminer la fontaine, ainsi que l'indique
la coupe n° 2.

(1) Voir *Coup d'œil géologique sur le canton d'Ardes-sur-Couze*,
par le docteur G. Roux.

Les habitants du pays sont du reste tous unanimes à dé-
clarer qu'après de grandes pluies, lorsque le sol a été forte-
ment détrempé et que les détritus de toute espèce répandus
à sa surface ont été lavés par les eaux, il s'exhale de la source
une insupportable odeur de fumier ou de purin ; et malgré
cela, ils n'en persistent pas moins à y puiser pour les besoins
de leur consommation, afin d'éviter une course de 5 à 600
mètres qu'il leur faudrait faire pour joindre un petit ruisseau
à flots très purs.

Il est bien rare, surtout au printemps et en automne, que
le temps soit parfaitement calme à la Chapelle ; les vents s'y
font souvent sentir, et c'est celui d'ouest, dit encore de la
traverse ou de la tourmente qu'il amène avec lui, qui prédo-
mine ; mais nous avons déjà vu que le village était un peu
abrité contre lui par le plateau de Marcousse et le cône volcanique de Sarran : le vent du nord vient en seconde ligne ;
les vents d'est et du midi sont exceptionnels. Les brouillards
se produisent comme dans tous les pays de montagne, assez
communément, mais durent peu de temps et sont très rarement fétides. L'état hygrométrique de l'atmosphère est
moyen et il n'y a dans les environs de la Chapelle ni grands
bois ni marécages.

Les cultures les plus ordinaires sont représentées par les
prairies naturelles, le seigle, le froment, le trèfle, les pommes
de terre, les betteraves.

Au point de vue des saisons, et, d'une façon générale,
l'hiver est très froid, le printemps froid et humide, l'été sec
et chaud, tempéré néanmoins par un air frais constamment
en mouvement ; l'automne enfin est ordinairement moins
humide que le printemps.

Sans être riches, les habitants sont à peu près tous à leur
aise et propriétaires de quelques parcelles de terre qui suffi-
sent à leur entretien et leur permettent même quelques éco-
nomies ; l'émigration étant fréquente chez eux, beaucoup
ont habité Paris et en ont rapporté un besoin de bien-être
relatif, qui se retrouve dans les habitations. Ces dernières
sont généralement propres, et surtout indépendantes des

bâtiments affectés aux bestiaux, indépendance que l'on ne retrouve plus dans les montagnes du canton, où la promiscuité entre hommes et bêtes est la règle habituelle. A part une seule maison où j'ai constaté un véritable encombrement, et que je signalerai dans le chapitre suivant, partout où il y a eu des malades, les conditions hygiéniques d'habitation ont été bonnes.

La nourriture des villageois de nos montagnes consiste, on le sait, en laitage frais ou fermenté (lait, beurre, fromage, petit lait) et en salaisons de porc ; on ne trouve plus aujourd'hui le fameux pain noir d'autrefois qui avait au moins l'avantage de conserver à ses consommateurs une admirable dentition (observations des médecins américains) ; mais partout existe le pain mi-seigle mi-froment, excellent au goût et de bonne apparence, qui provient du four banal, et le pain blanc importé de la ville, mais de qualité bien inférieure. Tous les paysans, enfin, boivent aujourd'hui du vin, certainement moins frelaté que celui qui sert à l'alimentation des ouvriers de nos villes.

Pour résumer, je dirai que les conditions hygiéniques dans lesquelles se trouve le village de la Chapelle, qu'elles ressortent de l'atmosphère, ou des habitations, ou du régime alimentaire, sont excellentes ; et, du reste, à part la variole qui y sévit en 1870-71, et dont l'origine est facile à trouver, les plus âgés des habitants ne se souviennent d'aucune épidémie de quelque importance.

II

Le 25 mai 1883, arriva de Paris à la Chapelle une demoiselle Pal..., âgée de 52 ans, chiffonnière, encore sous le coup d'une affection grave que ses parents me dirent avoir été soignée dans la capitale sous le nom de *fièvre typhoïde*.

Lorsque je vis la malade, le 27 mai, je la trouvai très accablée, fatiguée par le voyage, ayant une diarrhée intense et présentant dans tout le pharynx et une partie de la bouche des membranes blanches, se détachant avec facilité, et laissant sous elles une muqueuse enflammée, mais non ulcérée. L'interrogatoire auquel je la soumis me prouva que c'était bien une dothiénentérie, et une dothiénentérie grave (ataxo-adynamique), à laquelle elle venait d'échapper, et dont la convalescence était d'autant plus pénible et accidentée, qu'elle s'était trouvée placée de par son âge et la misère physiologique dans des conditions hygiéniques déplorables.

J'instituai immédiatement un traitement essentiellement tonique et réconfortant, malgré lequel elle resta longtemps en état de maladie, et ne se rétablit définitivement que dans le milieu du mois de juin. L'angine pultacée céda assez rapidement aux moyens locaux et généraux, mais la diarrhée persista longtemps. C'est ici le moment de faire observer qu'il n'existe dans les villages de nos montagnes aucune fosse d'aisance, et que les produits de la garderobe sont simplement répandus à la surface du sol, le plus ordinairement tout à côté des maisons ou des étables.

Mlle Pal... avait été soignée à la Chapelle-Marcousse par plusieurs membres de sa famille, habitant un village voisin, Chalande. Pendant tout le temps que dura la maladie, ils se relayèrent auprès d'elle et habitèrent dans sa maison.

Le 8 juillet, je fus appelé à Chalande auprès de son neveu M. Rab..., âgé de 18 ans, qui se sentait indisposé depuis quelques jours ; il s'était alité la veille et présentait les symptômes classiques de la fièvre typhoïde au premier septenaire ; la maladie fut chez lui de moyenne intensité, affecta surtout la forme abdominale, et il n'y eut à noter qu'un embarras gastrique de courte durée, survenu en pleine convalescence et dû à des écarts de régime.

Sa sœur, âgée de 15 ans, qui avait aidé à soigner sa tante à la Chapelle, et n'avait pas quitté son frère, fut atteinte le 15 juillet ; elle présenta dès le début des symptômes graves, ataxo-adynamiques au bout de quelques jours, avec une température axillaire se maintenant presque constamment de 40° à 41°, et, malgré un traitement énergique, succomba rapidement.

Ce sont, avec un autre cas que je rapporterai plus loin,

les seuls qui se soient présentés en dehors de la Chapelle ; mais il n'y a pour moi pas de doute que ce soit dans ce village que la contamination ait eu lieu.

A peu près à la même époque (9 juillet) je vis à la Chapelle même la femme Org..., âgée de 43 ans, mère de quatre enfants, qui était malade depuis quinze jours à trois semaines, et qui me parut sans conteste être à la fin d'une dothiénentérie, dont les caractères, quoique un peu frustes, ne laissaient pas d'avoir présenté des symptômes caractéristiques, tels que : épistaxis au début, bronchite, ballonnement du ventre, fièvre vive à un certain moment. Chez cette femme, du reste, qui se trouvait dans de mauvaises conditions hygiéniques (logement mal aéré, alimentation insuffisante, surmenage, etc.), la convalescence fut excessivement longue et pénible, compliquée d'albuminurie et de purpura (sans entérorrhagie), et se termina néanmoins par la guérison.

C'est chez Mme Org... seule que j'ai constaté un encombrement réel : le père, la mère et quatre enfants étant entassés dans deux pièces exiguës et très imparfaitement aérées, trois lits seulement servant à la cohabitation de ces six personnes; aussi ont-elles payé un large tribut à l'épidémie : deux enfants ayant été atteints ultérieurement, comme il en sera bientôt fait mention.

Le 11 juillet, à Jogehat, autre village éloigné de la Chapelle de 900 mètres à peine, nouveau cas de fièvre typhoïde chez un enfant de 10 ans, le jeune R..., qui malgré son état grave, se rétablit en raison de son âge, complètement et rapidement. Il est bon de noter que cet enfant était en pension à l'école communale de la Chapelle et ne fut emmené chez lui que lorsque les premiers symptômes de la maladie se déclarèrent.

Le 21 juillet, un des enfants de la femme Org..., déjà atteinte, âgé de 12 ans, a une dothiénentérie à forme thoracique; son état reste grave pendant huit jours environ, puis la convalence s'établit et la guérison ne se fait pas attendre.

Le 17 août, alors qu'une accalmie avait paru se produire

dans la marche de l'épidémie, le beau-frère et la belle-sœur de la femme Org..., qui habitent à l'autre extrémité du village et qui pendant toute la maladie de leur parente n'ont pas mis les pieds chez elle de peur de la contagion (1), me font appeler. Ils sont alités depuis quelques jours, et chez tous deux je constate les symptômes pathognomoniques de la fièvre typhoïde, avec prédominance des lésions pharyngées (angine pultacée intense). Tous deux présentent de l'adynamie, sont traités par les toniques et guérissent assez rapidement ; ils habitent une maison neuve, vaste, bien aérée ; ils ont trois ou quatre enfants en bas-âge qui restent constamment auprès d'eux et ne sont pas atteints.

Le 26 août, un second enfant de la femme Org... qui avait partagé pendant assez longtemps le lit de son frère malade, et qui est âgé de 8 ans, a une fièvre typhoïde légère dont il se remet assez vite.

A la même époque, un cantonnier, âgé de 23 ans, voisin du précédent, présente une forme abortive du même mal et guérit facilement.

Le 30 enfin du même mois, je vois une jeune fille, la demoiselle Ch..., âgée de 18 ans, qu'on a laissée sans soins pendant quinze jours au moins, qui avec les symptômes classiques, me présente une angine intense et une bronchite grave à laquelle elle succombe par asphyxie.

Durant tout le mois de septembre, il ne se produit aucun nouveau cas, et les habitants se croient complètement débarrassés de la maladie, lorsque le 4 octobre, la femme Reb..., âgée de 36 ans, surmenée par un travail pénible que nécessite sa condition précaire, se met au lit et meurt le 15 dans l'adynamie, après avoir présenté tous les signes de la fièvre typhoïde.

A la même époque, arrive à la Chapelle un nouvel instituteur, M. Cl..., âgé de 26 ans, de constitution robuste, qui, en

____

(1) L'isolement dans lequel ont été tenus les typhiques a du reste été général, aucune personne étrangère à la famille ne voulant les approcher.

apprenant la présence de l'épidémie, est pris d'une peur atroce ; il vient le 2 me consulter dans mon cabinet, se plaignant de faiblesse, maux de tête, etc., et le 6 me fait appeler chez lui. Les signes du premier septenaire sont indubitables et s'accompagnent d'une surexcitation nerveuse vraiment extraordinaire ; il a, veuillez me passer l'expression qui caractérise bien son état, un *trac* incroyable.

Aussi, chez lui, les symptômes ataxiques dominent-ils la scène, et malgré une médication énergique et des soins assidus, succombe-t-il vers le 20ᵉ jour dans un état de délire aigu.

Le 25 novembre, le mari de la femme Reb…, décédée, s'alite et a une fièvre légère ; je noterai chez ce malade, que j'ai vu depuis et qui a été peu gravement atteint, un mal perforant du pied qui a cédé assez rapidement à des pansements à l'iodoforme.

Je m'arrête quelques instants dans la description de cette épidémie, pour dire que, dès les premiers cas, j'avais recherché quelle pouvait bien être la cause de la persistance et de la localisation de la maladie, et qu'en visitant minutieusement le village et ses environs, j'avais été frappé de la position de l'unique fontaine servant à l'alimentation. Celle-ci, comme l'indiquent les coupes 1 et 2, est placée à l'extrémité nord, en contre-bas des habitations et du cimetière, en un point où la couche argileuse intermédiaire entre le gneiss et le basalte est à peu de distance du sol. Je me rendis immédiatement compte que là devait être le foyer d'infection, les eaux répandues à la surface du sol, et entraînant avec elles, en les diluant, les matières fécales qui y étaient déposées, devant fatalement et tout naturellement se rendre à la citerne et la contaminer. Je regrette de n'avoir pu répéter les expériences tentées à Auxerre avec des eaux chargées de matière colorante et démontrant, d'une part, la perméabilité du sol, et de l'autre leur arrivée à la source ; mais je crois ces expériences superflues en face de la disposition topographique et géologique du terrain de la Chapelle, qui ne peuvent laisser de doute dans l'esprit de personne. Du reste, je dois le dire, je me serais heurté, si je les avais tentées, à un mauvais vouloir et à un entêtement dont je vais donner quelques preuves.

Persuadé, en effet, de la nocivité des eaux de cette fontaine, j'engageai vivement les habitants : 1° à ne plus répandre à la surface du sol les excréments provenant des typhiques, mais à les brûler, l'enfouissement ayant ici les mêmes inconvénients ; 2° à ne pas se servir pour leur usage de l'eau contaminée, ou tout au moins de la faire bouillir au préalable. Eh bien, non seulement ces conseils ne furent nullement écoutés, mais furent encore, pour des raisons que je ne puis m'expliquer, le point de départ d'une hostilité ouverte de la part de personnes que leur instruction et leur caractère auraient dû cependant éclairer.

Devant cet état de choses, je me contentai d'écrire à l'inspecteur d'académie pour faire évacuer l'école de garçons et de filles, afin de mettre au moins à l'abri de l'épidémie ceux qui ne pouvaient sciemment se défendre contre elle.

Du 25 novembre au 14 décembre, soit que pendant quelques jours on ait tenu compte de mes avis, soit par d'autres causes, il n'y eut pas de nouveau cas ; mais, du 14 au 20 décembre, dans la même maison et dans la même famille, furent successivement atteints : le mari, M..., âgé de 25 ans, la femme M..., âgée de 22 ans, et la belle-mère V..., âgée de 50 ans, tous trois placés dans d'excellentes conditions d'hygiène et de salubrité.

M. M... eut une dothiénentérie à forme pharyngée au début; chez lui les fuliginosités furent considérables et l'adynamie profonde. Après bien des craintes inspirées à sa famille, il guérit complètement et sans complication ; il n'en fut malheureusement pas de même de sa jeune femme, qui, après avoir vaillamment supporté les épreuves des deux premiers septenaires, succomba dans le troisième à cette forme de congestion étendue des poumons qui ressemble tant à la bronchite capillaire.

A ce moment, les habitants du village déclarèrent que la maladie qui les atteignait était non pas la fièvre typhoïde (un confrère, appelé en consultation, avait cependant publiquement, pour ainsi dire, constaté et affirmé mon diagnostic), mais bien la peste ; qu'aucun médecin ne pouvait rien contre elle, et je ne fus plus appelé.

Je sus néanmoins que la belle-mère de M..., après une grave maladie, avait guéri et qu'il ne s'était pas produit de nouveaux cas.

J'ai tout lieu de croire, d'après des renseignements récents, qu'affolés par la peur, les paysans s'étaient enfin décidés à abandonner leur fontaine pestiférée et à faire quelques centaines de mètres pour puiser au ruisseau voisin une eau moins meurtrière (1).

Je résumerai cette description de l'épidémie de la Chapelle en un tableau, indiquant le nombre de malades atteints, leur sexe, leur âge ; j'y ai joint la note caractéristique de chaque cas, et enfin l'indication des guérisons et de la mortalité. C'est ce tableau qui dans la troisième partie de ce travail (tableau n° 1) me permettra de présenter quelques considérations générales.

III

Il y a donc eu à la Chapelle de fin mai à fin décembre 1883, sur une population de 50 habitants, 17 cas de fièvre typhoïde qui se décomposent ainsi : 9 hommes et 8 femmes ; la mortalité a été de 5 cas, c'est-à-dire de 29,41 $^o/_o$. Si on analyse ces 5 cas, on voit que ce sont les femmes qui ont été le plus gravement atteintes, puisque chez elles les décès sont de 50 $^o/_o$, tandis que chez les hommes ils n'ont été que de 12,5 $^o/_o$, ce dernier nombre se rapprochant beaucoup de celui de la mortalité dans l'épidémie d'Auxerre, qui fut de 11,5 $^o/_o$.

A première vue, il semblerait donc que la maladie a été

(1) Depuis cette époque (20 décembre 1883) jusqu'à aujourd'hui (14 juin 1884), aucun nouveau cas de fièvre typhoïde n'a été constaté à la Chapelle.

Épidémie de fièvre typhoïde de la Chapelle (tableau n° 1).

N°	NOMS	SEXE	AGE	DATE DU DÉBUT	FORMES DE LA MALADIE	Terminaison	OBSERVATIONS
1	Pall........	F.	52ans	27 mai	angine. pult. diar. persistante.	guérie	arr. de Paris mal. et ne guérit qu'en mi-juin
2	Rab........	H.	18	8 juillet	légère	guéri	neveu de la précédente
3	Org...g.(1)..	F.	43	9 juillet	forme fruste, longue	guérie	début indéterminé
4	Rab........	F.	15	15 juillet	ataxo-adynamique	morte	sœur du n° 2
5	Ro.........	H.	10	11 juillet	assez grave	guéri	était à Jogheat, mais venait de la Chapelle
6	Org....g....	H.	12	21 juillet	forme thoracique grave	guéri	enfant du n° 3
7	Org...f.....	H.	35	17 août	forme pharyngée grave	guéri	malade depuis quelques jours
8	Org...f.....	F.	28	17 août	adynamie	guérie	malade depuis quelques jours
9	Org.....g...	H.	8	26 août	légère	guéri	frère du n° 6
10	X..., canton.	H.	23	27 août	forme abortive	guéri	
11	Chamb......	F.	18	30 août	forme pharyngée, adynamie	morte.	très mal soignée
12	Reber.......	F.	26	4 octobre	adynamie	morte	mal soignée
13	Cluz........	H.	26	4 novembre	ataxo-adynamie	mort	peur atroce
14	Réber.......	H.	30	25 novembre	légère	guéri	mal perforant à la suite.
15	Mar........	H.	25	14 décembre	forme pharyngée, adynamie	guéri	
16	Mar........	F.	22	14 décembre	adynamie, forme thoracique	morte	femme du précédent
17	Vid........	F.	50	20 décembre	grave	guérie	mère de la précédente

(1) Les lettres g et la lettre f placées à la fin des noms Org... servent á distinguer les deux frères dont l'un est garde et l'autre facteur.

beaucoup plus grave et surtout plus meurtrière chez les femmes que chez les hommes ; mais en y regardant de près et en lisant les observations, on voit tout d'abord que des 4 femmes qui sont mortes, il faut en éliminer 2, la demoiselle Chamb... (n° 11), et la femme Reb... (n° 12), qui n'ont pas été soignées, et pour lesquelles j'ai été appelé, surtout pour le n° 11, alors qu'il n'y avait plus rien à tenter et que la période agonique était commencée.

Voyons maintenant les deux cas restants :

La demoiselle Rab... (n° 4), âgée de 15 ans, pleine de vigueur et de santé, a été frappée comme d'un coup de foudre. Sa température a été rapidement portée au maximum et sans rémissions matinales ; l'ataxo-adynamie s'est emparée d'elle, et malgré un traitement énergique (lavements froids, enveloppement dans le drap mouillé, frictions stimulantes, toniques, etc.), strictement suivi, elle n'en a pas moins été emportée rapidement, et sans nous avoir donné un seul jour une lueur d'espoir.

Voici, dans une même maison, deux jeunes gens, le frère (n° 2) et la sœur (n° 4), forts, bien portants, vivant au grand air et de la même vie : l'un est atteint légèrement et se remet rapidement ; l'autre, au contraire, est frappée avec une force inouïe et succombe. Pourquoi cela ? J'avoue qu'il m'a été impossible de trouver à ces faits une explication plausible ; à moins qu'il ne se soit produit ici ce que l'on a constaté pour les vers intestinaux (ascarides) dont les œufs sont ingérés avec les eaux potables et qui se développent d'autant plus vite et plus souvent dans les intestins que les personnes atteintes boivent de l'eau moins mélangée de substances étrangères (vin, alcool, liqueurs) ; tels les enfants et les femmes.

J'arrive au dernier décès parmi ces dernières : Mᵐᵉ Mar... (n° 16), dernière victime de l'épidémie, a montré dès le début qu'elle avait peine à lutter contre le mal. Celui-ci, cependant, ne présentait pas une bien grande intensité, et la convalescence paraissait devoir bientôt s'établir, lorsqu'une

congestion intense des deux poumons (pseudo-bronchite capillaire) a très rapidement emporté la patiente.

Il est donc incontestable qu'à la Chapelle les femmes ont
été plus gravement atteintes, et l'observation que j'ai faite
plus haut, au sujet des n°s 11 et 12, n'a pour but que de dé-
charger de deux cas ma statistique thérapeutique, et non
pas la statistique générale de la mortalité.

Quant aux 9 hommes, 3 étaient des enfants de 8 à 12 ans,
chez qui, en raison même de leur âge, la maladie devait
être relativement bénigne.

Chez les adultes restants, le n° 10 a présenté une forme
abortive de la maladie qui ne l'a éloigné de son travail que
pendant quelques jours ; chez les cinq autres le mal a eu
une assez grande intensité. Le plus malade de tous (n° 13),
le seul du reste qui ait succombé, se trouvait, comme je
l'ai indiqué dans la relation de l'épidémie, sous le coup d'une
terreur que j'ai rarement vue aussi profonde ; aussi chez
lui, les symptômes nerveux, ataxiques, ont-ils été prédomi-
nants.

En parcourant le tableau ci-dessus, on voit l'angine pultacée ou forme pharyngée de la dothiénentérie, notée un
assez grand nombre de fois.

Il est bon de faire remarquer à nouveau que la demoiselle
Pal..., qui a bien certainement importé la fièvre typhoïde à
la Chapelle, était atteinte elle-même d'une angine très
intense ; elle avait d'autre part une diarrhée profuse, qui a
persisté longtemps et a joué un rôle considérable dans la dif-
fusion du poison morbigène.

L'épidémie d'Auxerre éclata dix-huit jours après la contamination de la source de Vallan ; à la Chapelle, la demoiselle Pal... ayant été malade jusqu'en mi-juin, les premiers
cas se sont présentés à moi les 8 et 9 juillet ; mais la femme
Org... (n° 3), vue à cette dernière date, était alitée depuis dix
jours au moins, et le fils Rab... (n° 2) avait la fièvre typhoïde
bien confirmée lors de ma visite ; il faut donc faire remonter
l'infection de ces premiers malades aux derniers jours de

juin, et nous nous trouvons alors être à peu près dans les mêmes conditions qu'à Auxerre.

Je ferai observer enfin que, dans aucun cas, le *refroidissement* n'a été indiqué par les parents ou les malades comme cause prochaine de la maladie, et, dans l'espèce, ceci a une grande importance, car l'on sait quelle tendance ont les paysans à incriminer le *chaud et froid* comme point de départ d'affections nombreuses et diverses.

Pour ce qui concerne la thérapeutique générale de cette épidémie, je me bornerai à dire qu'elle a été surtout symptomatique ; les bains et même les lavements froids ne sont acceptés par les habitants qu'avec la plus grande répugnance, et je ne suis pas même bien certain que mes prescriptions relativement aux frictions vinaigrées aient toujours été bien exécutées.

Grâce à la complaisance de M. Alluard, directeur de l'observatoire du Puy-de-Dôme, et au bienveillant accueil de M. Ch. Plumandon, aide-météorologiste à la station de Clermont-Ferrand, j'ai pu me procurer et relever les observations météorologiques faites aux deux stations, celle de la montagne et celle de la plaine, pendant les derniers mois de l'année 1883.

Dans un premier tableau (tableau n° 2), j'ai noté très-exactement, et par mois, les chiffres indiquant la pression barométrique et la température moyennes, la quantité totale de pluie tombée, évaluée au pluviomètre, etc. ; et comme le village de la Chapelle est à 1,000 mètres d'altitude, c'est-à-dire dans une position intermédiaire entre la station de la plaine (388 mètres) et celle de la montagne (sommet du Puy-de-Dôme, 1467 mètres), j'ai toujours placé les unes à côté des autres les indications des deux observatoires (1). Cette manière de faire facilitera singulièrement leur interprétation et leur application au point moyen (la Chapelle).

---

(1) Ces indications, à part les différences dues à l'altitude, sont, du reste, presque constamment concordantes.

Station de la montagne (altitude, 1467 m. ; pression barométrique moyenne, 638,37).

Mois	Pression barométrique moyenne.	Température moyenne du mois.	Humidité relative moyenne.	Tension moyenne de la vapeur d'eau au psychromètre.	Pluie. Hauteur totale au pluviomètre.	Nombre de jours de pluie.
	mill.			mill.	mill.	
Mai	637.59	6º.17	80.78	5.69	76.3	14
Juin......	639.51	7.76	88.50	7.11	135.3	18
Juillet	640.15	9.23	87.48	7.84	141.0	22
Août......	642.87	11.37	76.50·	7.66	48.4	6
Septembre.	638.72	7.57	91.85	7.19	183.6	22
Octobre ...	639.75	4.21	88.77	5.50	139.0	17
Novembre.	637.78	1.37	93.22	4.53	133.6	22
Décembre .	638 88	2.41	85.67	3.22	222.3	19

Station de la plaine (altit. 388, m.; pression barom. moy., 727,88.

Mois	Pression barométrique moyenne.	Température moyenne du mois.	Humidité relative moyenne.	Tension moyenne de la vapeur d'eau au psychromètre.	Pluie. Hauteur totale au pluviomètre.	Nombre de jours de pluie.
Mai......	726.36	13.36	60.87	7.81	57.8	11
Juin......	727.87	16.11	63.28	9.45	64.6	13
Juillet	728.27	17.44	65.83	10.65	54.7	14
Août......	730.53	17.68	58.54	9.84	17.6	2
Septembre	727.34	15.01	71.63	9 70	76.0	16
Octobre...	729.80	9.78	72.25	7.06	36.2	11
Novembre.	729.06	6.34	73.51	5.67	30.0	10
Décembre .	732.25	1.01	81.04	4.30	31.0	12

Je ne me suis point contenté de ce relevé brutal de chiffres, qui auraient peu mis en lumière certains faits en découlant naturellement. Dans trois tracés, au moyen d'abcisses et d'ordonnées, j'ai construit les courbes de la pression atmosphérique et de la température moyennes (tracé nº 1), de l'humidité relative moyenne donnée par l'hygromètre condensateur de M. Alluard (tracé nº 2), enfin dans une dernière feuille (tracé nº 3), les courbes de la hauteur totale de l'eau tombée (1), du nombre de jours de pluie par mois, et de la morbidité à la Chapelle par le fait de la fièvre typhoïde.

(1) Pour ce qui concerne les résultats fournis par le pluviomètre, la quantité de chiffres à indiquer étant trop considérable, le tableau que

Un coup d'œil sur ces tracés fera mieux qu'une longue dissertation comprendre et saisir les rapports intimes existant entre ces phénomènes météorologiques et la marche de l'épidémie.

D'une façon générale, pendant toute la durée de celle-ci le temps a été pluvieux et l'humidité relative assez considérable ; un seul mois (août) fait exception ; et, en examinant le tracé nº 3, on voit que c'est précisément pendant la période qui a suivi ces jours de sécheresse exceptionnelle qu'il s'est produit dans la marche de l'épidémie un temps d'arrêt, le mois de septembre ayant été indemne de tout cas.

La concordance entre les oscillations de la maladie et celles du pluviomètre et de l'hygromètre a, du reste, été absolue. Voici, en effet, ce que nous apprend la lecture de ces divers tracés :

A la fin de mai, importation de la maladie, alors que l'air est relativement sec. En juin, l'humidité est plus grande et la pluie abondante (22 jours sur 30) ; aussi, en juillet 5 cas de fièvre typhoïde apparaissent, et 5 autres cas sont observés en août ; mais ce dernier mois est très beau et très sec, le thermomètre et le baromètre y sont à leur maximum (tr. nº 1); l'hygromètre et le pluviomètre, au contraire, donnent le minimum (tracés nºˢ 2 et 3).

Le résultat est immédiat, et le mois de septembre tout entier se passe sans que de nouveaux cas soient signalés. Il est évident que pendant le mois précédent, l'infiltration ayant été nulle, les germes infectieux renfermés dans les matières fécales sont restés à la surface du sol, ou, tout au moins, n'ont pu être entraînés jusqu'à la citerne.

Mais voici qu'en septembre, les courbes de l'hygromètre et du pluviomètre remontent considérablement, et il en est de même de l'épidémie qui reprend un surcroît d'activité et

---

j'en ai tracé n'est pas parfaitement exact (tabl. nº 3). La série des millimètres entre 17 (minimum) et 222 (maximum) n'est pas complète, mais j'ai fait en sorte que l'appréciation des écarts soit néanmoins facile et se rapproche, autant que possible, de la vérité.

nous donne successivement 1 cas en octobre, 2 en novembre et 3 en décembre, en tout 6 cas dont trois morts.

Ne semblerait-il pas que, contrairement à ce qui a été observé, l'épidémie devienne plus meurtrière en s'éternisant, et que les germes déposés et retenus plus longtemps à la surface du sol aient acquis un pouvoir morbigène plus considérable ?

Les concordances ainsi établies entre les phénomènes météorologiques et la marche de l'agent infectieux ont d'autant plus de valeur, qu'elles n'ont pu être forcées en rien, les résultats atmosphériques ne m'ayant été connus qu'alors que ce travail était à peu près achevé. Lorsque l'épidémie sévissait, je ne pensais pas, en effet, devoir un jour en publier la relation, et ce n'est que lorsque cette dernière a été établie que j'ai voulu me rendre compte de l'action des causes extérieures, et que je les ai recherchées.

Je résumerai ce trop long travail par les propositions suivantes qui lui serviront de conclusions :

1° Le village de la Chapelle-Marcousse, dans le canton d'Ardes (Puy-de-Dôme), est à environ 1,000 mètres d'altitude ; il se trouve de par son altitude, sa situation, la propreté de ses maisons et les mœurs de ses habitants, dans des conditions exceptionnelles d'hygiène et de salubrité. Les épidémies y sont d'une rareté excessive.

2° Ce village est, comme beaucoup de ses congénères, bâti au point de jonction du gneiss et du basalte. Ces deux roches, relativement perméables, la dernière surtout, sont séparées l'une de l'autre par une couche de *wacke argileuse*, imperméable à l'eau, donnant par conséquent naissance à des sources ou fontaines. La citerne qui alimente le village est placée en contre-bas de celui-ci et du cimetière ; elle est située de telle sorte que fatalement les eaux qui s'écoulent à la surface du sol ou qui le pénètrent viennent se mélanger à l'eau potable.

3° Une malade encore sous le coup d'une dothiénentérie grave, et atteinte d'une diarrhée intense, arriva de

Paris à la Chapelle le 27 mai et resta malade jusqu'en mi-juin.

4° A partir des derniers jours de juin ou des premiers de juillet jusqu'à la fin de décembre, 16 nouveaux cas de fièvre typhoïde se produisirent successivement et *exclusivement* dans le village de la Chapelle, et donnèrent 5 décès.

5° Durant cette période épidémique, le temps fut humide et pluvieux ; exceptionnellement le mois d'août fut chaud et sec avec une surélevation de la pression barométrique ; comme résultat immédiat, une accalmie complète se produisit pendant le mois de septembre, durant lequel aucun cas de fièvre typhoïde ne fut noté. La concordance a, du reste, toujours été absolue entre la marche des phénomènes météorologiques et celle de l'épidémie.

6° Celle-ci n'a cessé que lorsque les habitants, avertis depuis longtemps de la nocivité de l'eau de leur fontaine, se sont décidés à n'y plus puiser pour les besoins de leur alimentation.

Tracé Nº 1.
Tracé Nº 2.
Humidité relative moyenne
Station de la montagne
Station de la plaine
Pression atmosphérique moyenne
Station de la montagne
Température moyenne
Station de la montagne
Mai Juin Juillet Août Septemb Octobre Novembre Décembre
Millimètre
642 641 640 639 638 637
Degrés
12° 11° 10° 9° 8° 7° 6° 5° 4° 3° 2°
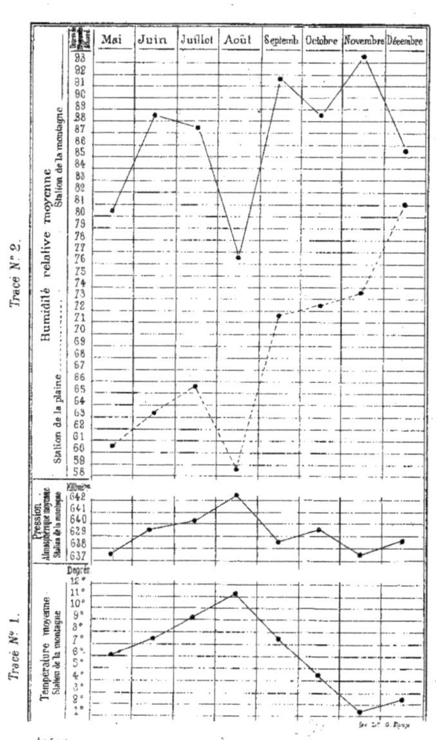

Tracé Nº 3.
Morbidité
Nombre de malades par mois
Pluie hauteur totale
Station de la montagne
Station de la plaine
Nombre de jours de pluie
Station de la montagne
Station de la plaine
Mai Juin Juillet Août Sept^bre Octo^bre Nov^bre Déc^bre
Nombre de jours de maladie — Millimètres de l'eau tombée
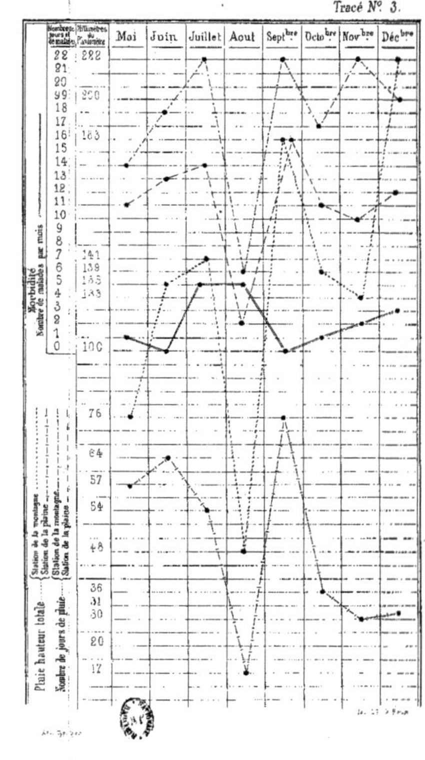

COUPE MI-SCHÉMATIQUE N-S (*Coupe N.º 1*)   COUPE MI-SCHÉMATIQUE E-O (*Coupe N.º 2*)

Légende

Art. Typ. Lyon.